AF581404

LA GÉOLOGIE

DANS SES RAPPORTS

AVEC LA MÉDECINE

ET L'HYGIÈNE PUBLIQUE.

CONDITIONS GÉOLOGIQUES

DES MALADIES ÉPIDÉMIQUES ET ENDÉMIQUES EN GÉNÉRAL

ET

DU CHOLÉRA

en particulier.

Par M. Nérée BOUBÉE,
Professeur de Géologie agricole et industrielle.

A PARIS,
AU BUREAU DE LA RÉFORME AGRICOLE,
CHEZ ÉLOFFE, NATURALISTE,
Rue de l'École-de-Médecine, 10.

CONDITIONS GÉOLOGIQUES
DU CHOLÉRA.

(Mémoire lu à l'Académie des Sciences de Paris, le 18 juin 1849, par M. NÉRÉE BOUBÉE, professeur de Géologie.)

Frappé de voir en 1832, lors de la première invasion du choléra, certains points désolés par le fléau, tandis que d'autres, même très-voisins, étaient, les uns épargnés sensiblement, les autres complétement exempts, je me livrai à de longues et minutieuses recherches pour m'assurer s'il n'y avait pas quelque rapport essentiel entre la nature géologique du sol et cette tendance du choléra à ravager ou à épargner tels et tels points.

J'étais d'autant plus porté à faire à cet égard des études sérieuses, que déjà, dans mes voyages annuels de géologie classique, j'avais plusieurs fois observé que dans les contrées où règnent diverses maladies endémiques, comme dans celles où se déclarent diverses épidémies et diverses épizooties, ces maladies s'arrêtent le plus souvent, dans chaque contrée, aux limites géologiques des formations qui y prédominent ; et j'avais pu déjà me faire cette conviction, que chaque bassin géologique constitue comme un gisement naturel pour telle ou telle affection morbide, en un mot, que la constitution médicale de chaque pays dépend en quelque sorte de sa constitution géologique et topographique, du moins partout où cet état minéralogique du sol offre des caractères nettement tranchés; et si bien que, dans ma conviction, un médecin géologue à qui l'on exposerait exactement la nature géologique, topographique et climatérique d'une contrée, pourrait en déduire aussitôt la constitution médicale, et dire, notamment, les maladies épidémiques ou endémiques qui peuvent l'affecter.

Ici, pour ne pas m'exposer à paraître dominé par une idée purement théorique, et dénué de toute base sérieuse, je suis obligé d'entrer dans l'examen de quelques faits qui suffiront, je l'espère, non-seulement pour étayer les conclusions de ce mémoire, mais pour expliquer même les causes essentielles des faits que je signale, et qui font l'objet spécial de ce travail.

Et d'abord, on doit comprendre que la nature des eaux servant aux usages de la vie, à la boisson, à la préparation des aliments, etc., est un élément très-important de la constitution médicale de chaque contrée; car les eaux, selon qu'elles sont salines, alcalines, acides, gazeuses ou chargées de telles ou telles matières minérales en dissolution ou en suspension, et en proportion plus ou moins considérable, introduisent perpétuellement dans nos tissus, dans nos fonctions digestives et dans celles des animaux, de véritables médicaments plus ou moins actifs, dont l'action incessante et accumulée doit avoir pour résultat infaillible, à certaines époques de la vie ou de l'année, ou sous l'influence d'une grande chaleur, d'une grande humidité, d'un grand froid, etc., de déterminer tels ou tels phénomènes morbides qui se traduisent en épidémie ou en maladie endémique, et qui atteignent plus ou moins complétement tous les sujets soumis à ce même ensemble de conditions physiques et naturelles. Or, la nature de l'eau résulte à peu près partout de la nature géologique du sol, car l'eau des puits, l'eau des sources, l'eau des rivières, tantôt dissolvent les matières minérales sur lesquelles elles coulent, et tantôt sont par elles dépouillées des matières qu'elles tenaient en suspension ou en dissolution, ce qui, dans l'un et l'autre cas, dépend surtout de la nature minérale des roches qui se trouvent à la surface du sol ou à la profondeur des puits, des sources, etc.

De là aussi l'aptitude des eaux à seconder ou à contrarier la végétation de telles ou telles plantes. Les agronomes savent que si l'eau leur est souvent précieuse, quelquefois elle leur est funeste, et à tel point que lorsque l'on aura étudié l'importante question des irrigations au point de vue géologique et chimique, on saura parfaitement que la même eau, très-bonne pour certains sols et pour certaines plantes, est impropre à féconder d'autres espèces, d'autres terrains, et que les mêmes relations naturelles s'établissent entre l'eau et le sol, à l'égard du règne végétal et du règne animal, ou en d'autres termes que l'homme, les animaux et les plantes subissent également l'inévitable influence du sol, influence que le sol exerce surtout au moyen de l'eau, élément de vie indispensable et commun à tous les êtres organisés.

Mais l'*eau* n'est pas le seul agent qui traduise, à l'égard des êtres organisés, l'influence géologique du sol; l'*air*, cet autre élément de la vie commun aux plantes et aux animaux, est, comme l'eau, un dissolvant beaucoup plus actif et beaucoup plus chargé qu'on ne le pense des matières même du sol. Et en effet l'air ne reçoit-il pas constamment les vapeurs et les gaz qui s'exhalent de la terre et de tous les corps qui sont à sa surface? Outre les plantes et les animaux qui par leur transpiration et leur respiration incessantes, et les matières animales et végétales en décomposition naturelle ou artificielle qui répandent dans l'air une somme de vapeurs et de gaz assez variable, la terre et les eaux ne versent-ils pas dans l'air le produit de l'évaporation qu'ils subissent, produit qui varie considérablement selon la nature du sol, selon l'abondance des eaux, la tension de l'air, le climat, la température, l'élévation barométrique, etc.

Or, de toutes ces conditions, la plus variable d'un point à un autre, et par conséquent la plus influente quant aux phénomènes subséquents, est sans contredit la nature géologique du sol. — Qu'un terrain soit formé par une roche dure, imperméable, insoluble dans l'eau, inaltérable par l'action de l'air, comme le sont les quarzites, les hyalomictes, les grès siliceux, etc., il est évident que sur de pareilles roches l'évaporation du sol sera nulle ou presque nulle; que même, après les plus grandes pluies, l'eau qui s'en écoulera apparaîtra bientôt propre et limpide comme en temps ordinaire, et que les plus grandes averses n'ayant pu faire pénétrer dans ces roches aucune proportion d'eau, leur surface mouillée sera bientôt séchée par l'air, et qu'aussitôt aura cessé toute évaporation notable et toute exhalaison de vapeurs du sol.

Que le sol, sans être formé de roches aussi absolument inaltérables, soit occupé par des calcaires durs, par des granites non décomposés, par des porphyres, des phyllades, des schistes compactes, etc., les choses se passeront à peu près de même, et l'évaporation et l'exhalaison du sol après les rosées ou les pluies ne seront guère plus considérables que pour les roches quartzeuses.

Mais si la contrée est occupée par un granit en décomposition, comme l'est une partie du Limousin, par des schistes altérés et friables, comme une partie de la Bretagne, ou par de la craie, des marnes ou des calcaires tendres et absorbants, comme le bassin de Paris et la plupart des bassins tertiaires, ou par des dépôts argileux, sableux et caillouteux, plus ou moins grossiers, plus ou moins profonds, comme le sont les terrains diluviens et post-diluviens qui recouvrent les étages des grandes vallées et les plus vastes plateaux de l'Europe, de l'Asie, de l'Afrique et de l'Amérique, l'eau des pluies, comme celle que produit la rosée ou celle que fournit un vent humide, sera abondamment absorbée par de tels sols jusqu'à une profondeur plus ou moins grande, et variable selon la nature même du sol. Or, après cette absorption et imbibition plus ou moins complètes, s'il survient une grande chaleur solaire ou un air sec, il se produira infailliblement une évaporation abondante et soutenue, par la raison toute simple que ce n'est pas la surface seule qui tendra à se dessécher, mais parce qu'en vertu de la capillarité, les zones ou couches inférieures renverront à la surface l'eau qu'elles avaient absorbée, à mesure que la surface continuera à la perdre et à s'en laisser dépouiller par l'action de l'air ou de la chaleur.

Or, ce séjour et ce mouvement de l'eau dans les sols absorbants, ne sauraient avoir lieu sans que cette eau y dissolve et décompose une partie des matières minérales, animales ou végétales qui peuvent s'y trouver, et sans qu'elle y provoque la formation de gaz divers résultant de ces décompositions. Par conséquent, la nature des vapeurs et des gaz produits par de semblables évaporations devra varier infiniment, selon la nature minérale de ces diverses roches, selon leurs propriétés hygroscopiques, et selon la nature et la proportion des matières minérales et végétales mortes ou vivantes qui s'y trouveront naturellement ou artificiellement mélangées.

Dès lors, on conçoit que sur tel point où la roche absorbante sera, par exemple, de nature feldspathique comme dans les contrées granitiques et volcaniques, et s'il y a, par conséquent, de la soude ou de la potasse en liberté ou en excès, l'eau absorbée par le sol deviendra aussitôt alcaline, et s'il n'y a d'ailleurs que peu ou point de matières animales ou végétales en décomposition, les vapeurs produites par de tels sols pourront n'exercer aucune action funeste sur l'économie animale. Du moins, on conçoit que le produit de l'évaporation, dans ce cas, doive être tout autre que celui qu'aura dû fournir un sol calcaire, un sol tourbeux ou tout autre sol plus ou moins riche en matières acides, hydrogénées ou carbonées.

Enfin, s'il s'agit d'un terrain très-meuble, très-absorbant, mais en même temps très-profond, comme le sont certaines craies, certains dépôts diluviens et même divers sols granitiques ou volcaniques entièrement décomposés, on conçoit que les eaux puissent alors s'y trouver si profondément enfouies qu'elles ne puissent plus remonter à la surface, et qu'il n'y ait que peu ou point d'exhalaisons, même après des imbibitions considérables; qu'ainsi des terrains qui pouvaient paraître éminemment propres à faciliter l'épidémie n'en aient, au contraire, éprouvé aucune atteinte. On doit remarquer aussi que dans un pays où la culture est plus parfaite, où le sol est plus riche en humus, en engrais de nature animale ou végétale, les émanations dont je parle seront tout autres que celles des sols maigres, incultes ou mal cultivés.

Il est important de remarquer que l'évaporation simple de l'eau étant beaucoup moins funeste que l'exhalaison du sol, ce n'est pas le voisinage d'un grand réservoir d'eau pure qui peut exercer une influence pernicieuse (l'exemple de l'Hôtel-Dieu, bâti sur la Seine et où l'épidémie n'a pas été plus meurtrière qu'ailleurs, démontre nettement ce principe), mais c'est l'ensemble de circonstances pouvant produire à la fois l'évaporation de l'eau et l'exhalaison du sol. Tels sont les lieux marécageux où des eaux croupissantes tiennent des matières animales et végétales en décomposition; les terrains richement imprégnés d'engrais; les lieux où séjournent des saletés, des ordures, des détritus de matières animales et végétales exposés à s'imprégner d'eau par la pluie ou même seulement par l'effet des vents humides; les plages argilo-sableuses où la mer jette quelquefois des algues, des conferves, des polypiers, des méduses, des coquillages qui entrent bientôt en décomposition et donnent lieu à des évaporations et des exhalaisons considérables, etc.

Et d'un autre côté, les temps, les jours les plus meurtriers, toutes choses égales d'ailleurs, seront évidemment ceux où tout à la fois l'évaporation, et surtout l'exhalaison, seront le plus abondantes. Ainsi, après les grandes pluies, le sol est imprégné d'eau, non-seulement à la surface, mais jusqu'à une profondeur plus ou moins grande. Pendant les pluies il ne se produit qu'un peu d'évaporation à la surface de la terre; l'exhalaison du sol au lieu d'être favorisée est contrariée et refoulée par l'eau qui descend. Après la pluie la surface du sol tend à se sécher, ce n'est encore là que de l'évaporation, et si la pluie reprend lorsque la surface du sol est à peine desséchée, il n'y aura encore d'aliment que pour l'évaporation. Mais lorsque la surface du sol a perdu son humidité, la terre commence à concentrer les rayons de chaleur solaire; toute sa surface s'échauffe jusqu'à une petite profondeur, et c'est alors que l'évaporation commence à atteindre les zones inférieures du sol et à provoquer l'ascension des eaux inférieures et la fermentation des matières décomposables. Alors, si l'échauffement et la dessiccation se prolongent et sont favorisés par une chaleur énergique et soutenue, il se produira une évaporation et surtout une exhalaison considérable très-propre à aggraver l'épidémie, et dont l'intensité variera, comme on le voit, selon la nature minérale du sol, selon l'abondance des matières vaporisables et décomposables qu'il renferme, selon que sa porosité ou son hygroscopicité pourront favoriser ou ralentir cette évaporation et cette exhalaison, et selon que la chaleur qui les provoque sera plus forte et plus soutenue.

Il n'en faut pas davantage pour établir d'abord l'influence incontestable que doit exercer la nature géologique du sol sur la constitution médicale de chaque lieu et sur son plus ou moins d'aptitude à admettre telle ou telle épidémie, et pour faire comprendre, en outre, combien ces conditions géologiques sont variables d'un point à un autre et comment il faut tenir compte de toutes les circonstances naturelles et artificielles du sol, pour en apprécier exactement l'influence et la portée.

C'est en observant les épidémies à ce point de vue qu'on reconnaîtra qu'il en est d'elles comme de la végétation, c'est-à-dire que, soit en général d'un lieu à un autre, soit en particulier d'un point à un autre dans un même bassin, il n'existe pas dans le sol géologique un changement, une modification naturelle ou artificielle qui ne se traduise par une influence directe sur l'intensité de l'épidémie. Et de même qu'auprès d'un champ fertile on trouve un champ improductif dont la stérilité est due à un vice constitutif et géologique du sol, de même auprès d'un point ou d'un quartier de ville ravagé par le choléra, on en peut voir un autre très-faiblement atteint, et cela en raison de la différence géologique du sol ou des conditions artificielles exerçant une influence analogue, tel qu'un pavage plus ou moins parfait, etc.

Le nombre de maladies qui sont en rapport avec la nature géologique du sol, et dans lesquelles la nature de l'eau employée pour la boisson et les usages domestiques exerce une haute influence, est beaucoup plus considérable qu'on ne le suppose. Ainsi, il résulte d'un grand nombre d'observations, que la *phthisie pulmonaire*, cette maladie lente et cruelle dont les ravages sont incalculables, se développe de préférence sur les terrains contenant des matières calcaires, tandis qu'elle épargne les contrées dépourvues de cet élément géologique. Le *goître*, ainsi que M. Grange vient de le constater, affecte spécialement les localités où existent des roches magnésiennes et où, par suite, l'eau employée tient de la magnésie en dissolution.

Quant au *choléra* qui a fait le tour du monde, on peut se convaincre par l'étude géologique des lieux, qu'il s'est répandu promptement et avec toute son intensité sur les points occupés par des roches inconsistantes et en général par des terrains tertiaires ou d'alluvion, tandis qu'il a paru se propager difficilement, perdre de son intensité et s'éteindre bientôt dans les contrées occupées par des terrains plus anciens, ou par des roches inabsorbantes, et notamment dans les lieux où règnent les formations primordiales.

Je vais rappeler ici succinctement les observations que je fis en 1832 et que j'eus l'honneur de présenter à l'Académie des Sciences. Je reproduirai aussi l'indication que j'ajoutai à ce mémoire et qui n'était rien moins que la désignation des localités qui seraient encore frappées et de celles qui seraient épargnées dans le midi de la France, en Espagne et en Italie, où le choléra n'était pas encore arrivé au moment où je présentais mon travail.

Ces prévisions, uniquement basées sur l'étude de la constitution géologique des lieux, se confirmèrent pleinement, à très-peu d'exceptions près, et parurent devenir une éclatante confirmation de mon principe, c'est-à-dire de l'influence géologique du sol sur la marche de l'épidémie, et c'est ce qui m'a engagé cette année à poursuivre mes recherches à cet égard.

« Les contrées d'Asie qu'arrosent le Gange, l'Euphrate et le Volga, la Russie d'Europe sur presque toute son étendue et la majeure partie de la Hongrie, de la Pologne et de la Prusse, sont occupés par des terrains alluviens, diluviens et tertiaires. On sait combien d'affreux ravages a fait le choléra sur ces grandes contrées.

Au contraire, l'Allemagne, formée en grande partie de terrains anciens, n'a été frappée que sur les quelques points où règnent des terrains modernes, tels que Hambourg, le Hanovre et les parties du Nord où se prolongent les terrains tertiaires et diluviens de la Prusse. Le Tyrol, qui est tout primordial ou plutonique, n'a été nullement atteint. La Bohême, où les terrains modernes n'ont que peu d'étendue, ne compte aussi que peu de victimes; la Belgique et la Hollande, qui sont au contraire presque entièrement occupées par des terrains d'alluvion, n'ont pu se soustraire aux désastres du choléra.

En Angleterre, les terrains modernes sont peu répandus, on ne les trouve que dans le Sud et dans l'Est, notamment dans le pays de Londres, et c'est précisément cette partie qui seule a vivement souffert. Le choléra n'a pas été non plus très-intense en Ecosse, où les formations anciennes et volcaniques sont encore bien plus généralement répandues, excepté toutefois à Glascow, ville entièrement bâtie sur le terrain d'alluvion. Il s'est montré plus meurtrier en Irlande, quoique cette île soit principalement formée de terrains anciens; mais c'est sur les côtes qu'il a fait le plus de ravages et dans les lieux où les terrains de tourbe et d'alluvion sont développés d'une manière assez notable.

Enfin, le choléra a aussi envahi l'Amérique, et c'est encore sur un sol alluvien qu'il s'est établi tout d'abord. La ligne qu'il commença à suivre, fut celle du fleuve Saint-Laurent, celle précisément où les terrains meubles d'alluvion conservent la plus grande étendue.

En France, où les terrains sont à peu près tous également répartis, c'est encore sur les terrains modernes que le choléra a le plus étendu ses ravages, tandis qu'il a paru éviter les terrains anciens d'une manière nettement tranchée. Les départements de la Seine, de Seine-et-Marne, de Seine-et-Oise, de l'Oise, de l'Aisne et de la Marne, qui forment ensemble un vaste bassin tertiaire et alluvien, ont été promptement et cruellement ravagés; les terrains anciens du Calvados furent au contraire épargnés, quoique le choléra eût déjà pénétré jusque dans la Loire-Inférieure, toujours sur les dépôts alluviens. La Bretagne, pays primordial, fut également préservée presque tout entière; le choléra ne se montra, à peu d'exceptions près, que sur quelques points voisins des côtes où l'on voit d'ailleurs quelques dépôts alluviens ou diluviens. Les Ardennes, dont le sol est également primordial, furent aussi préservées, tandis que le choléra désolait les départements environnants; et il en fut de même pour les Vosges, composées de granites, de porphyres durs, de grès et poudingues quartzeux. La Lorraine, occupée par des calcaires, argiles et marnes secondaires, fut sur plusieurs points désolée par l'épidémie qui, de tous les côtés, s'arrêta net à la naissance des terrains vosgiens.

On peut donc établir d'une manière générale, que jusqu'à présent ce sont les terrains modernes qui ont le mieux hébergé le choléra, tandis qu'il s'est beaucoup moins propagé sur les terrains anciens.

On voit que tous ces faits relatifs à la marche géologique du choléra s'accordent parfaitement avec l'observation déjà faite et bien constatée, que les circonstances d'humidité et d'évaporation favorisent le plus le développement de l'épidémie. En effet, les terrains tertiaires et alluviens se composent de roches meubles, de sables, de calcaires spongieux qui s'imbibent d'eau pluviale et ne la cèdent qu'à une évaporation prolongée; d'où résulte une humidité locale toute dépendante de la nature du sol. Les terrains anciens, au contraire, présentent ordinairement des roches compactes imperméables qui ne sauraient retenir l'humidité ni fournir une longue évaporation. Toutefois les terrains anciens et les terrains volcaniques présentent quelquefois des roches friables ou décomposées sur quelques points, et susceptibles alors d'absorption comme les terrains modernes, ce qui explique une partie des exceptions que l'on peut signaler contre la généralité du choléra sur les terrains modernes. »

D'où il résulte une conclusion pratique très-importante : c'est que loin de répandre avec profusion de l'eau dans les rues, sous prétexte de les laver, comme on le fit malheureusement trop longtemps en 1832, il faudrait au contraire empêcher, s'il était possible, qu'elles soient mouillées par l'eau pluviale ni par aucune autre cause, les parasoler, si la chose était praticable, et réunir l'eau des toits dans le plus petit nombre de rigoles et d'égouts. En diminuant ainsi considérablement la surface mouillée, on diminuerait de beaucoup l'évaporation, et par suite l'humidité de l'air et les miasmes qu'entraîne cette évaporation.

En second lieu, cette marche géologique du choléra est entièrement contraire à l'opinion de ceux qui ont attribué le développement de l'épidémie à des émanations telluriques, car c'est dans les terrains primordiaux que les communications entre la masse intérieure du globe et sa surface extérieure sont plus faciles et plus immédiates. C'est au milieu de ces terrains que l'on voit les sources d'eau chaude, les dégagements de gaz, etc. Si le choléra provenait d'émanations telluriques proprement dites, il devrait donc se manifester dans les contrées où règnent ces formations primordiales, et c'est précisément tout le contraire.

Il me restait à indiquer en France, en Espagne et en Italie, comme je l'ai dit, les points où l'on aurait le moins à redouter les ravages de l'épidémie et ceux qui devaient y être le plus exposés, d'après la nature géologique et topographique de leur sol.

« J'ai annoncé comme les moins exposés, la majeure partie de la Bretagne, du Limousin, de l'Auvergne, du Velay, des Cévennes et des Pyrénées ; c'est là, disais-je, que doivent se porter de préférence ceux qui veulent se soustraire au danger du choléra ; qu'ils évitent toutefois dans ces contrées les quelques points où se rencontrent des dépôts tertiaires ou diluviens, comme Rennes en Bretagne, par exemple, et aussi les lieux où les roches primitives sont en pleine décomposition, comme Saint-Yrieix dans le Limousin, etc.

Entre les points où l'on devrait redouter au contraire l'épidémie et prendre à l'avance le plus de mesures, je mentionnerai : 1° dans la Bourgogne, le Dauphiné et la Provence, les parties couvertes de terrains tertiaires et diluviens comprises entre Dijon, Lons-le-Saulnier, Mâcon, Bourg, Lyon, La-Tour-du-Pin, Valence, Aix et Montpellier. 2° Dans le Bourbonnais et dans l'Auvergne, toute la Limagne, depuis Brioude jusqu'à Nevers. 3° Dans la Guyenne, le Languedoc et la Gascogne, tout le terrain tertiaire et post-diluvien compris entre Royan, Bordeaux, Caussade, Alby, Castres, Revel, Castelnaudary, Narbonne, Perpignan, Limoux, Pamiers, Saint-Gaudens, Tarbes, Bigorre, Pau et Bayonne.

En Italie, le vaste terrain tertiaire et alluvien compris entre Trieste, Vicence, Milan, Parme, Modène, Bologne et Ancône; de même la côte Adriatique presque tout entière, celle du golfe de Tarente, enfin la partie sud de la Sicile.

En Espagne, les côtes de la Méditerranée, depuis Barcelone jusqu'à Carthagène, et les vallées de l'Èbre, du Tage et du Duero, tandis que les Asturies, l'Estramadure, l'Andalousie devaient offrir un grand nombre de retraites assurées. »

Telles furent les observations et les prévisions que j'eus l'honneur de présenter à l'Académie des Sciences en 1832. Ces observations étaient basées sur des faits précis, positifs, et ces prévisions, établies en harmonie avec les faits, furent à peu près toutes confirmées par les événements.

J'ai donc lieu de croire à l'exactitude de mon principe. Et cette fois il trouve encore, comme on va le voir dans les faits si cruellement désastreux qui se produisent de jour en jour, la confirmation la plus complète.

Ainsi, pendant le mois de mai dernier, on a vu à Paris le fléau gagner, perdre et regagner alternativement de son intensité; on a pu remarquer que les périodes de recrudescence venaient toujours à la suite des jours humides ou pluvieux, pendant des jours plus secs ou plus chauds, qui donnaient naissance à une plus grande évaporation et à de plus grandes exhalaisons du sol. Ce fait s'est montré horriblement éclatant dès qu'est survenu, au commencement de juin, une série plus longue de chaleurs plus intenses; on a vu surtout alors l'épidémie s'accroître en raison de la chaleur et des exhalaisons du sol.

Mais aussitôt que des pluies abondantes et un abaissement notable de la température sont enfin venus transformer ces conditions funestes, le choléra a aussitôt perdu beaucoup de son intensité, et, depuis plusieurs jours, on pourrait le croire en pleine période de décroissement, si les observations que je relate n'étaient de nature à faire présumer que, par suite de ces pluies abondantes qui viennent d'imbiber profondément le sol, il devra se manifester une recrudescence nouvelle aussitôt qu'une nouvelle série de jours chauds va succéder à ces grandes pluies (1).

Et toutefois comme les premiers jours de juin ont offert à l'épidémie l'ensemble de circonstances qui lui sont les plus favorables, et qu'elle a dû frapper alors le plus grand nombre des sujets qui se trouvaient disposés à en subir l'influence, il y a lieu d'espérer que cette recrudescence, si elle survient, n'atteindra plus, par le fait, un aussi formidable développement.

D'un autre côté, si l'on cherche à s'expliquer pourquoi tels ou tels quartiers de Paris ont été plus durement et plus constamment maltraités que d'autres, on en trouve la cause plausible dans les faits et principes que j'ai établis. Les points les plus ravagés, on le sait, ce sont : la *Salpétrière*, le *Gros-Caillou*, le *douzième arrondissement*, la *Villette*, les *Batignoles* et *Vaugirard*. Eh bien ! la *Salpétrière*, au-delà de la barrière Saint-Jacques, se trouve, comme le *Gros-Caillou*, dans la plaine de Grenelle, au milieu d'un terrain diluvien, sableux et caillouteux que rien ne protège, que rien ne masque, et qui, toutes choses égales d'ailleurs, est le plus favorable à l'épidémie.

A l'intérieur de Paris les conditions sont très-différentes. Le sol parisien est incontestablement de nature à seconder activement le développement du choléra; mais, par le fait du *pavage*, il se trouve protégé et recouvert par une couche géologique artificielle de grès siliceux, de bitume et de granit complétement impropre à absorber l'eau, et si bien que n'était l'espace rempli de sable entre les pavés, espace que réduisent de jour en jour les perfectionnements introduits dans la taille et dans la pose

(1) Cette recrudescence s'est produite, en effet, à deux ou trois reprises et toujours dans les mêmes conditions.

des nouveaux pavés, Paris se trouverait par le fait artificiellement soustrait à l'influence du choléra et des épidémies analogues. Mais dans les quartiers pauvres, et surtout dans le *douzième arrondissement,* beaucoup de rues, du moins les petites ruelles et les cours intérieures des maisons, ne sont que très-mal ou nullement pavées, en sorte que le sol y donne libre accès à l'absorption pendant les pluies et à l'exhalaison pendant les chaleurs; joint à cela tout ce qui peut exister sur ces points de mauvaises conditions hygiéniques, on ne saurait être surpris de la différence énorme qu'y présente la mortalité, différence dont on apprécierait bien autrement l'importance, si les chiffres livrés au public approchaient davantage de la réalité.

C'est ainsi que s'expliquent facilement l'intensité du choléra, très-différente d'un quartier à l'autre dans une même ville, différence qui se manifeste même dans les plus petites localités. Ainsi au nord de Paris, tout ce qu'on appelle la plaine de Saint-Denis, comprenant Saint-Ouen, Saint-Denis, Enghien, etc., a été fortement ravagé, comme il fallait s'y attendre ; mais à la limite de ce bassin, à Montmorency, il n'y a eu de cholériques, d'après l'observation que M. le docteur Ducros a bien voulu me communiquer, que dans le bas de la ville ; il n'y en a point eu dans la partie haute, si ce n'est dans les maisons écartées où on a constaté quelques cas. Eh bien! on peut voir là et dans un très-petit espace la confirmation de l'influence géologique dans les trois conditions principales que j'ai indiquées. Et, en effet, d'après sa nature géologique le bas de Montmorency devait être attaqué, parce qu'il est sur les argiles et les marnes de la formation gypseuse. Le haut de Montmorency devait être épargné, parce qu'il est sur le grès siliceux (le grès lustré), et qu'il est d'ailleurs protégé soit par le pavage, soit par les pentes des rues, assez fortes pour faire écouler rapidement les eaux, et par ces deux circonstances combinées réduire à peu de chose l'absorption du sol et par suite ses exhalaisons. Enfin, les maisons écartées sur le plateau devaient rester exposées, parce qu'elles ne sont plus sur le grès siliceux, mais sur les terres cultivées et les sables en couche très-épaisse qui recouvrent le grès, conditions favorables au choléra, et contre lesquelles aucun pavage, aucune pente ne les protègent.

On voit aussi très-bien, par cet exemple, que les conditions topographiques des lieux, leur élévation ou leur position dans les vallées sont beaucoup moins influentes, comme je l'ai dit, que les conditions géologiques naturelles ou artificielles du sol.

Quant à la *Villette* et aux *Batignoles* qui, étant sur les points les plus élevés du sol parisien, pouvaient se croire en bon air et les moins exposés, ils ont au contraire été les plus dévastés. Pourquoi cela? parce que sur ces deux plateaux règne au-dessous du sol une couche argileuse presque imperméable, qui, retenant les eaux pluviales à une petite profondeur, les livre à une évaporation plus abondante aussitôt qu'un peu de chaleur ou un air sec viennent à se faire sentir. Il en est de même à *Vaugirard*, qui est d'ailleurs entouré de terrains alluviens trop bien caractérisés.

Je n'en finirais pas si je voulais entrer ici dans l'examen et l'explication des faits particuliers; je dois pourtant en discuter encore quelques-uns pour servir d'exemple, en quelque sorte, et permettre d'appliquer mon principe à toutes espèces de cas.

En 1832, le quartier le plus riche de Paris, le mieux tenu, le mieux pavé, la Chaussée-d'Antin, fut cruellement ravagé. D'après ce que j'ai dit pour le douzième arrondissement, la Chaussée-d'Antin eût dû être la plus épargnée. Cela est vrai; mais en 1832, et jusqu'à la lecture de mon mémoire, on croyait qu'il importait beaucoup d'arroser et de laver les rues à grande eau pour les purger de toutes matières impures; en conséquence, le Conseil de salubrité avait organisé un service de pompes qui, dès quatre heures du matin, répandaient dans tout Paris, et plus abondamment dans le quartier privilégié de la finance que dans tous les autres, des torrents d'eau au moyen de pompes à incendie. Ainsi projetée avec force sur le sol, cette eau ne pouvait manquer de pénétrer entre les pavés et de fournir ainsi à l'épidémie un funeste aliment. Nul doute pour moi qu'une partie notable des ravages qu'exerça à Paris l'épidémie de 1832 ne soit due à cet arrosage si inopportun.

En ce moment Rennes (Bretagne) est en proie au choléra. J'ai cependant indiqué la Bretagne comme une des contrées qui doivent être préservées en raison de la nature géologique du sol; rien n'est plus vrai; mais on sait que tout près de Rennes se trouve un petit bassin de terrain tertiaire, et que tout le sol de Rennes est en outre couvert de terrain diluvien comparable à celui de la plaine de Grenelle.

En 1832, le Danemarck fut complétement épargné; cependant le Danemarck est formé de craie et de sables d'une très-grande épaisseur; mais cette grande profondeur de la craie et des alluvions est justement la cause qui a préservé le Danemarck, ainsi que je l'ai expliqué au commencement de ce mémoire.

La Suède et la Norwège occupées par des terrains primordiaux ont eu cependant un assez grand nombre de cholériques. C'est qu'en Suède et en Norwège le *phénomène scandinave*, c'est-à-dire le terrain diluvien est très-développé, et à tel point que la Suède et la Norwège sont des contrées classiques pour l'étude de ces dépôts; dès lors on ne peut être surpris que le choléra s'y soit propagé.

A Lyon il n'y a eu de cholériques que dans le faubourg de la Guillotière et dans la partie *est* de la ville et des environs. Cependant Lyon, avec ses rues étroites, avec sa population entassée et misérable sur plusieurs points, semblait devoir être vivement attaqué. Mais Lyon est bâti en partie sur le granit que l'on voit surgir en promontoire élevé au confluent du Rhône et de la Saône, tandis que les terrains diluviens qui règnent à l'est de la vallée s'étendent de ce côté jusqu'au pont de la Guillotière. Le choléra ne devait donc se propager que sur ce point et aux environs de la ville, dans les campagnes de l'est et du plateau de Saint-Laurent; la ville proprement dite, et tout ce qui est à l'ouest de la vallée devait être épargné; ce qui a eu lieu. L'exemple de Lyon est un de ceux qui démontrent de la manière la plus éclatante le principe que j'établis.

J'arrêterai là ces indications, ces observations de détail.

Tout le monde sait qu'il y a des lieux qui paraissent privilégiés contre telle ou telle maladie, et d'autres lieux au contraire où elles sont habituelles et comme immobilisées : telles sont les fièvres intermittentes par exemple. C'est dans l'examen géologique du sol que l'on trouvera presque toujours la raison de ces différences. A cet égard, je citerai en terminant la petite ville de Saint-Bertrand de Comminges (Haute-Garonne), pittoresquement assise sur un monticule rocheux et en présence du point de vue le plus ravissant, le plus magnifique qui soit dans les Pyrénées, comme étant si salubre et si inattaquable aux maladies endémiques ou épidémiques qu'il suffit (on le sait dans tout le pays) à un fiévreux dont le mal aura résisté à toutes les médications, de venir s'établir quelques jours à Saint-Bertrand pour qu'il voie disparaître complétement sa fièvre la plus invétérée, et cela sans le secours d'aucun autre remède que le bon air et la belle nature dont on y jouit.

CONCLUSIONS.

On le voit, la nature géologique du sol exerce une influence incontestable sur la constitution médicale de chaque lieu.

La nature chimique de l'eau et celle des exhalaisons de la terre qui dépendent de la constitution géologique du lieu paraissent entrer pour beaucoup dans cette influence du sol sur la santé des hommes, des animaux et des plantes qui l'habitent.

A chaque nature de sol correspondent des propriétés médicales différentes, et une aptitude spéciale à favoriser le développement de telle ou telle affection morbide.

Quant au choléra en particulier, il se développe d'une manière très-constante sur les points occupés par des terrains tertiaires ou d'alluvion, ou même d'une manière plus générale là où règnent des roches ou des terrains meubles, friables, absorbants, susceptibles de s'imbiber d'eau pendant les pluies, et de fournir pendant les temps chauds ou secs une évaporation et exhalaison du sol abondantes et soutenues. Il déserte au contraire rapidement les lieux occupés par des terrains anciens, par des roches dures, inabsorbantes; ceux, en un mot, qui, même occupés par des terrains meubles ou récents, ne peuvent pas donner naissance à d'abondantes exhalaisons du sol.

Par conséquent, toute mesure, toute circonstance naturelle ou artificielle qui tend à diminuer l'imbibition et l'évaporation du sol, doit être recherchée par-dessus tout comme propre à diminuer l'intensité de l'épidémie.

Et, d'un autre côté, pour se garantir infailliblement de l'atteinte du fléau, il n'y a aucun moyen plus assuré que de se porter et de s'établir pendant toute la durée de l'épidémie sur un point qui, par sa constitution géologique, en doive être le plus sûrement préservé. J'ai indiqué plusieurs de ces lieux d'une manière générale; mais il en est une foule d'autres sur lesquels une étude expresse du sol serait nécessaire pour avoir une indication précise et complétement motivée.

Tout géologue, en suivant les principes que je viens d'établir, pourra sans peine arriver à ce résultat.

P. S. — Ce travail était terminé depuis plusieurs jours; je l'avais déjà présenté à l'Académie des Sciences dans sa séance du 18 juin; je l'avais en outre développé verbalement pendant que je le composais, soit à la Société géologique dans sa séance du 3 juin, soit au Cercle de l'Union le 8 juin, lorsqu'à la séance géologique du 18 deux de mes collègues m'ont prévenu que dans les numéros du 9 et du 11 juin du journal l'*Assemblée nationale,* il avait paru un long mémoire de M. le docteur Fourcault, intitulé : *Première ap-*

plication de la géologie et de l'hydrographie à la science des épidémies. Je me suis empressé de lire cet article, qui m'a procuré une vive satisfaction, celle de voir un des médecins les plus distingués de l'Académie de Paris invoquer formellement la géologie et la présenter comme devant être désormais le point de départ de toute observation, de toute étude relative aux maladies épidémiques et endémiques.

La seule chose que j'aie regretté, c'est que M. le docteur Fourcault ait intitulé son mémoire *Première application de la géologie,* etc.; qu'il n'ait fait aucune mention de mon travail, lu, en 1832, à l'Académie des Sciences, reproduit alors presque en entier par la *Gazette médicale,* le *Temps,* le *Messager,* et plusieurs autres journaux, et qu'il n'ait indiqué mon opinion que d'une manière incomplète et inexacte. Mais M. le docteur Fourcault a pu ignorer mon travail, et je ne doute pas que s'il publie, comme on doit le désirer, ses études sur le choléra, il ne me rende la priorité quant à l'observation des conditions géologiques de l'épidémie.

Au reste, bien que mon Mémoire, en 1832, celui de M. Fourcault, en 1849, et celui qu'on vient de lire s'appuient tous les trois sur les mêmes faits et tendent au même but, on ne pensera pas que j'aie puisé dans le travail du savant médecin des idées que je professe depuis vingt ans dans mon cours de géologie et dans mes ouvrages. D'ailleurs, on peut voir dans le travail de M. Fourcault, travail écrit d'une manière brillante, plein de faits et d'expériences qui attestent une étude approfondie de la question, que si le savant médecin se rencontre avec moi sur beaucoup de points, s'il admet sans restriction l'influence géologique du sol, s'il la prend pour base de ses recherches et de ses observations, il ne paraît cependant pas s'être rendu encore bien compte de cette influence et de la manière dont le sol géologique peut réagir sur les épidémies. Il me semble que l'explication que je viens de fournir sur cet objet, qui est le point le plus délicat de la question (je ne l'avais qu'effleuré dans mon travail de 1832), permet de se faire une idée plus précise; et, toutefois, je dois convenir que ni mon travail ni celui de M. Fourcault ne dévoilent encore pleinement tout ce mystère des épidémies. Quoi qu'il en soit, je serais doublement heureux, après avoir vu un médecin aussi éminent adopter mon idée fondamentale, si je le voyais accepter aussi le point de vue explicatif et théorique par lequel j'ai voulu confirmer et compléter mon premier travail; et du reste je dois dire que M. Fourcault a traité la question d'une manière beaucoup plus générale et beaucoup plus complète, puisque dans son travail il considère les épidémies au point de vue géologique, géographique, hydrographique, physiologique et médical.

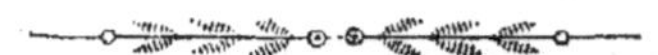

N. B. Quelques autres Mémoires que je publierai ultérieurement : l'un *sur les circonstances géologiques des lieux où se développent de préférence certaines affections : la phthisie, le goître, etc.*; un autre *sur les conditions géologiques des eaux minérales*, etc., devront s'ajouter à celui-ci, et formeront ensemble le n° 29 de mon COURS COMPLET D'ÉTUDES GÉOLOGIQUES, PAR DES LEÇONS ET PAR DES VOYAGES.

Impr. BAILLY, DIVRY et Ce, place Sorbonne, 2.

Cours complet d'Études géologiques.

Tous les ouvrages sur la géologie composés par M. Boubée se rapportent à un plan général, et doivent concourir à former ensemble son COURS COMPLET D'ÉTUDES GÉOLOGIQUES PAR DES LEÇONS ET PAR DES VOYAGES. Ce *Cours* comprendra 16 vol. in-8°, 10 v. in-18, un atlas de 9 tableaux grand in-fol., et une grande carte géologique en 4 feuilles, dans l'ordre suivant :

Géologie pure. — Géogénie.

Nº 1. *Géologie élémentaire*, ou introduction à la géologie et à la géognosie; 1 vol. in-18.

Nº 2. *Tableau de l'état du globe à ses différents âges*, ou résumé synoptique du cours de géologie; 1 tableau grand in-fol.

Nº 3. *Cours abrégé de géologie*, ou développement du tableau de l'état du globe; 1 vol. in-8°.

Nºs 4, 5, 6, 7, 8, 9. *Voyages autour du monde*, aux principales époques de la vie du globe; 6 tableaux grand in-fol. de roches, minéraux, fossiles, etc.

Nºs 10, 11, 12, 13. *Quatre séries d'itinéraires pour les voyages*; 8 à 12 vol. in-18.

Nº 14. *Examen des questions douteuses de la géologie*, ou complément du cours abrégé de géologie; 1 vol. in-8°.

Géologie minéralogique. — Géognosie.

Nº 15. *Tableau figuratif de la structure minérale du globe*, ou résumé du cours de géognosie; 1 tableau grand in-fol.

Nº 16. *Cours abrégé de géognosie*, ou développement du précédent tableau; 1 vol. in-8°.

Nºs 17, 18, 19, 20, 21, 22. *Tableaux mnémoniques des terrains*, ou la géognosie résumée et mnémonisée en 6 tableaux; 6 cahiers formant ensemble 1 vol. in-8°.

Nº 23. *Examen des difficultés de la géognosie*, ou complément du cours abrégé de géognosie; 1 vol. in-8°.

Nº 24. *Agenda du géologue en voyage*; 1 vol. in-18.

Nº 25. *Tableau de la classification des roches, des minéraux et des fossiles*, pour servir au classement des collections; 1 tableau grand in-fol.

Nº 26. *Synonymie générale des sciences géologiques*; 1 vol. in-8°.

Géologie appliquée. — Géotechnie.

Nº 27. *La géologie dans ses rapports avec la religion; 2 vol. in-8°.*

Nºs 28, 29, 30. *La géologie dans ses rapports avec l'histoire ancienne et moderne; — Avec la médecine et l'hygiène publique; — Avec l'agriculture et l'économie politique*; 3 vol. in-8°.

Nºs 31, 32, 33. *La géologie dans ses rapports avec l'architecture et les travaux des carrières, des ponts et chaussées, des canaux, des routes, des chemins de fer; — Avec la recherche, l'exploitation des mines, et les opérations minéralurgiques; — Avec la marbrerie, la joaillerie, et les autres industries minérales*; 3 vol. in-8°.

Nº 34. *Carte géologique, minéralogique agricole et industrielle, de la France*, en 4 grandes feuilles coloriées.

De tous ces ouvrages, il n'y a encore de publiés que les nºs 1, 2, 3, 10, 15, 17, 29, 30.

www.ingramcontent.com/pod-product-compliance
Lightning Source LLC
LaVergne TN
LVHW050509160826
845677LV00003B/1029

* 9 7 8 2 3 2 9 6 3 3 0 2 2 *